國家古籍出版

專項經費資助項目

全漢三國六朝唐宋方書輯稿

顧問 余瀛鰲

王嶽產書

宋·王嶽 撰
范行準 輯佚
梁 峻 整理

中醫古籍出版社
Publishing House of Ancient Chinese Medical Books

圖書在版編目（CIP）數據

王嶽產書 /（宋）王嶽撰；范行準輯佚；梁峻整理
.—北京：中醫古籍出版社，2022.12
（全漢三國六朝唐宋方書輯稿）
ISBN 978-7-5152-2613-2

Ⅰ.①王… Ⅱ.①王… ②范… ③梁… Ⅲ.①產科病
—中醫產科學—方劑—中國—宋代 Ⅳ.① R289.53

中國版本圖書館 CIP 數據核字（2022）第 227839 號

全漢三國六朝唐宋方書輯稿
王嶽產書　宋·王嶽　撰
范行準　輯佚　梁峻　整理

策劃編輯　鄭　蓉
責任編輯　李　炎
封面設計　牛彥斌
出版發行　中醫古籍出版社
社　　址　北京市東城區東直門內南小街 16 號（100700）
電　　話　010-64089446（總編室）010-64002949（發行部）
網　　址　www.zhongyiguji.com.cn
印　　刷　廊坊市鴻煊印刷有限公司
開　　本　850mm×1168mm　32 開
印　　張　3.5
字　　數　22 千字
版　　次　2022 年 12 月第 1 版　2022 年 12 月第 1 次印刷
書　　號　ISBN 978-7-5152-2613-2
定　　價　20.00 圓

序

在國家古籍整理出版專項經費資助下，《范行準輯佚中醫古文獻叢書》十一種合訂本于二〇〇七年順利出版。由於經費受限，范老的輯稿没有全部整理付梓。學界專家看到這十一種書的輯稿影印本後，評價甚高，建議繼續籌措經費出版輯稿。有人建議合訂本太厚，不利于讀者選擇性地購讀，故予改版分册出版（其中包括新整理本）。

中國醫藥學博大精深，存留醫籍幾近中華典籍的三分之一。究其原因，昔秦始皇焚書，『所不去者，醫藥卜筮種樹之書』。漢興，經李柱國和向歆父子等整理，《漢書·藝文志》收載方技（醫藥）類圖書，分醫經、經方、房中、神仙四類，二〇五卷，歷經改朝換代、戰事動蕩，醫籍忽聚忽散，遭受所謂『五厄』『十厄』之命運。然而，由於引經據典是古人慣常的行文方法，所以『必托之于神農黄帝而後能入説』。前代或同代醫籍被他人引用、注明出處便構成傳承的第一個環節。唐代醫學、文獻學大家王燾就是這個環節的楷模。正是由於這個引用環節的存在，爲輯佚奠定了基礎，即一旦被引用的醫籍散佚，還可以從引用醫籍中予以輯録，這是傳承的第二個環節。范行準先生集平生精力，輯佚出全漢三國六朝唐宋方書七十一種。其中毛筆小楷輯稿五十八種一二二冊，鋼筆輯稿十三種十三冊。除其中有人已輯佚出版或輯稿内容太少外，本套書收載的是從未面世的輯佚稿計二十多種，十分珍貴。爲方便今人理解，特邀專家爲每種書作解題，同時也適度包含考證考異内容，前後呼應，以體現這套叢書的相對整體性。

輯稿作爲珍貴的資源，一是因爲它靠人力從大量存世文獻中精審輯出包括今人不易看到的内容。以《删繁方》爲例，該書有若干内容引自《華佗録袟》，不僅通過輯稿可以看清《删繁方》原貌，而且據此還可以看到《華佗録袟》的部分内容。這不僅對當今學術的古代溯源循證具有重要價值，對未來學術傳承也具有重大意義。二是雖然輯稿不一定能恢復原書全貌，或辨清原書作者、成書年代等項仍存在大量需要考證考異的問題，但正是這些不完善之處，却給後世學者提出了有學術研究價値的問題，如《華佗録袟》冠名華佗，而華佗因不與曹操合作遇害，留存文獻本就不多，即使存世的華佗《中藏經》，時至今日仍有爭議，那么，《華佗録袟》的眞正作者是誰？輯稿提供的線索對進一步考明其眞相也有意義。

范老輯稿大多依據唐代文獻學家王燾《外臺秘要》中著録的引用文獻出處輯出，但又不是全部，部分學術内涵還有《醫心方》《華佗録袟》等古文獻著録的線索。以此爲例，王燾原創的方法正是胡適先生所謂『歷史觀察方法』的學術源頭實例，也是文藝復興以來科學研究强調觀察和實驗兩個車輪之一。所謂觀察，不是針對一時一地的少量事物，而是大樣本長時段的歷史性觀察。天文學的成果就是通過這種方法取得的。中醫學至今還在使用這種方法。所謂聚類，本來是數理統計學中多元分析的一個分支，但用在文獻聚類中也是行之有效的方法。因爲中醫的藏象學説本身就是取類比象，其辨證也多采用類辨、象辨等方法，再説《周易·系辭》早就告誡人們『方以類聚』，聚類思想當然也是中醫藥學優秀文化傳統。梁峻教授申請承擔國家軟科學研究計劃『中醫歷史觀察方法的聚類研究』（2009GXQ6B150），圍繞文獻的引用、被引用以及圖書散佚、輯佚等基本問題，運用聚類原理，應用計算機技術，從理論到實踐，闡述了中醫學術傳承中的文獻傳承范式，揭示了歷史觀察方法的應用價值。

輯稿既然在文獻傳承中具有關鍵作用，二〇一五年，經中醫古籍出版社積極響應，以《全漢三國六朝唐宋方書輯稿》爲題，又申請到國家古籍整理出版專項經費。以此爲契機，項目組成員重振旗鼓，經共同努力，將二十種散佚古籍之輯稿，重新整理編撰爲二十冊，并轉換成繁體字版，以便於臺港澳地區以及日本等國學者參閱。值此輯稿即將付梓之際，本人聊抒感懷以爲序！

中國中醫科學院中國醫史文獻研究所原所長、
榮譽首席研究員、全國名中醫

余瀛鰲

戊戌年初秋于北京

原序

追求健康長壽是人類共同的夙願。秦皇漢武雖曾尋求過長生不死之藥，然而，死亡却公平地對待他們和每一個人。古往今來，人類爲延緩死亡、提高生存質量付出過巨大努力，亦留下許多珍貴醫籍。其承載的知識，乃是人們長期觀察積累、分析判斷、思辨應對的智慧結晶，并非故紙一堆，有可利用的一面。

醫籍損毁的人爲因素少。始皇不焚醫書，西漢侍醫李柱國和向歆父子對醫籍都進行過整理，但由於戰亂等各種客觀原因，醫籍和其他典籍一樣忽聚忽散，故有『五厄』『十厄』等説。宋以前醫籍散佚十分嚴重。就輯佚而言，章學誠認爲，自南宋王應麟開始，好古之士踵其成法，清代大盛。然輯佚必須辨僞，即甄别軼文僞誤、訂正編次錯位、校注貼切，否則，愈輯愈亂。

已故著名醫史文獻學大家范行準先生，生前曾在《中華文史論叢》第六輯發表《兩漢三國南北朝隋唐醫方簡録》一文。該文首列書名，次列書志著録，再次列撰人，最後列據輯諸書，將其所輯醫籍給出目録，使讀者一目了然。由於種種原因，范行準先生這批輯稿未能問世。近年，范行準先生之女范佛嬰大夫多次與筆者商討此批輯稿問世問題，筆者也曾和洪曉、瑞賢兩位同事拜讀輯稿并委托洪曉先生撰寫整理方案，雖想過一些辦法，均未果。去年，經鄭蓉博士選題、劉從明社長批準上報申請出版補貼，國家古籍整理出版規劃領導小組成員余瀛鰲先生斡旋得以補貼。于是，由余先生擔任顧問，筆者與洪曉、曉峰兩位同事分工核實資料、撰寫解題，劉社長和鄭博士負責整理編排影印輯稿，大家共同努力，終于使第一批輯稿得以問世。

本次影印之輯稿，精選晉唐方書十一種二十冊，上自東晉《范東陽方》，下迄唐代《近效方》，多屬未刊印之輯複者。各書前寫有解題，説明考證相關問題、介紹内容梗概、提示輯稿價值等。其中，《刪繁方》《經心録》《古今録驗方》《延年秘録》之解題由梁峻撰寫，《范東陽方》《集驗方》之解題由李洪曉撰寫，《纂要方》《必效方》《廣濟方》《産寶》《近效方》之解題由胡曉峰撰寫。爲保持輯稿原貌，卷次闕如、内容散漫者，仍依其舊。所收《删繁方》一書，雖作者謝士泰生平里籍考證不詳，但其内容多引自佚書《華佗録袟》，該書存有中醫理論在古代的不同記載，如皮、肉、筋、骨、脈、髓之辨證論治方法等。現代著名中醫學家王玉川先生曾提示筆者要重視此書的研究，筆者亦曾研讀，并指導幾位研究生從不同角度開展工作，多有收穫。

范行準先生之輯稿，均很珍貴，具有重要的文獻與研究價值。此次影印出版，定名爲《范行準輯佚中醫古文獻叢書》，其他輯佚图書將陸續影印出版。筆者相信，輯稿影印本問世，對深入研究晉唐方書必將産生重要作用。欣喜之際，謹寫此文爲序。

梁　峻

二〇〇六年夏於北京

《王嶽產書》解題

（鄭蓉撰　梁峻審修）

宋·王嶽《產書》見載于南宋·鄭樵《通志·藝文略》。日本學者丹波元胤《中國醫籍考》有『是書久佚』之說，並提示後人《醫方類聚》中有所收載（現代稱引用）。通過這兩條記載可證歷史上確實存在此書。二十世紀末，山東中醫學院學報曾在一九八八年第一期刊文『王嶽與其《產書》』，文中指出該書是較早的婦產科專書，許多書中常有引用或提及。一九八八年至今，關於該書的發掘整理研究未見報道。

本人在拙著《中國古代醫政史略》中曾對古代分科做過研究，證實中醫產科至晚在北宋嘉佑五年（一〇六〇）已有設置並列入太醫局考試科目。是時，太醫局是主管醫政和醫學教育的政府機關，既然在太醫局考試中列有產科之考課，判斷該時期必定有產科教材講義或醫家個人作品。文章應時而作反映出社會需求，《王嶽產書》是否為太醫局產科講義？或是同時代太醫局外其他醫家或後世醫家之作？還需要做出專門精細的考證，此處暫不做細考。據范行準先生的其他輯稿可知，唐代昝殷曾撰《產寶》一書，早已散佚。本人整理范老對該書的輯複本，已分別於二〇〇七年和二〇一九年由中醫古籍出版社影印出版合訂本和單行本。《產寶》和《王嶽產書》所表達的學術觀點和所用方藥自成體系，初考二者之間未發現有整理或注解傳承關係。

范行準先生對《王嶽產書》的輯佚稿共有三十六條方藥對症治療產科病文獻，其中輯自朝鮮金禮蒙等編的《醫方類聚》文獻十八條，剩餘十八條輯自北宋·王懷隱等編的《聖惠方》等書。

《王嶽產書》收載的產科內容較為豐富，基本涵蓋妊娠及產前產後多發疾病和常見證候，並且分門別類分析病因病理和對症治療的效驗方藥，具體內容在此不展開，可細看輯稿。值得提示的是，該方書有如下兩點不容忽略：

第一，開篇第一條即列出『治產前後三十六種冷氣血風手足疼痛一切諸疾琥珀丸方』，可以看出作者此文的立意具有總論性質，琥珀丸是通治產前產後諸種疾病的基本方。

第二，在第三條列出『用藥則例』，主要區別古方今方用藥的計量標準。具體說，古方中『分』為小分，今方中『分』為大分。《王嶽產書》各方中藥的計量單位都是大分，而該書之前古書中的所謂『分』，都是小分。『尋常六銖為一大分』『三銖為一小分』，相差明顯。何為『銖』？唐玄宗開元八年（七二〇）規定：以北方秬黍中者，『百黍之重為銖，二十四銖為兩』，這個『兩』是『十六兩』的兩？還是『十兩』的兩？原文沒有詳載，也無換算，研者可再考，讀者可參考。假設唐代度量衡制度一直沿襲至《王嶽產書》問世沒有變化，那麼，十六兩制和十兩制在何時更迭？也需要繼續考明，本解題只能解讀到此暫時作結，請讀者理解。

目錄

王嶽產書

治產前後三十六種治氣血風手足疼痛一

切諸疾琥珀九方

馬鳴退生了早蚕紙隔紙炙 金黃刮取殼半兩用 寒水石者太山半

兩煅過出火毒了研 人參半兩 赤茯苓叁分去皮 當歸洗半兩

箘桂生用半兩 牡丹皮叁分 生膝半兩酒浸一夕 芍藥叁分

香白芷半兩 木香半兩 芎藭半兩 山茱萸半兩 藁本

半兩 麻黃半兩 黑附子半兩炮去皮 細辛半兩 澤蘭半兩

甘草半兩炮 防風半兩 桔梗半兩去頭 取丹參半兩 蟬

殼半兩　沈香壹分生用

右二十四味細剉焙令乾搗羅煉白蜜合和却入臼內擣千餘杵丸如彈子大每空心爛嚼溫酒下壹粒凡姙婦人所投之月每日進壹丸至產日不覺兮免產前傷寒中風體如板者熱豉麻黃湯研末壹粒產後腹內攪痛遶臍下如刀剌者可服壹粒胎前產後患赤白痢并咳痰虛氣攻衝咽逆飲食減少宜進壹粒經信不通忽又頻

來赤白帶下飲食無味黃瘦徧身生血斑黑點急宜餌此藥應胎前產後婦中諸般危急之疾速宜以無灰酒下壹粒醫方類聚卷二百十一婦人門六葉四十六至四十七

初妊保養法

張華博物志曰古之婦人妊娠必慎所感感於善者則善感於惡者則惡故不欲令見醜類惡物異鳥毒獸食物亦當忌異常之味妊娠之後勿食驢馬烏雀犬兔魚鼈雞鵝等肉

除食鯉魚自有法度列後仍大忌誤以水銀向口及以醬
和藿為食墮胎又不食諸葷鴨子騾肉生薑
等物不唯有損姙婦於兒極有所傷所主之
事不煩具錄並載在孫真人千金方子母秘
錄及諸家產乳中但能口養者深可忌之也
自初有姙唯處居簡靜常抱淳和喜怒無乖
舉止有節席不正不坐割不正不食經三月
之後數聽經典詩書諷詠之音焚名香調心
神和情性不見邪色不聽淫聲如此產子必

賢明端莊忠孝壽考所謂慎於所感而為父
母胎教之法 類聚卷二百二十一婦人門十六葉三至四

用藥則例

此後逐篇各有藥方凡欲點合諸藥者皆用
大分也緣舊方中分小有小分者則是三銖
為一小分也今所用大分者則是尋常六銖
為一大分此卷內凡有藥方皆以大分為准
則所貴此書流傳脩合藥物之時免懷惑慮
若合藥少其中有兩數校多則可以依方中

乘疑乖

勺量等半合之不然三分中先合壹分服尽更合

懷妊安胎備急方

夫懷妊者但如前篇所述十中纔依二三則何患之有也且今之女郎多是不閑序善唯恣驕矜性罕柔和故昧調理致多諸疾少遇良醫藥餌之間尤宜慎選儻不相投於胎藏則乘和之誤益深此中略言急要之方餘患諸門求療耳又揚氏曰凡妊娠臟腑拳筋脉

皆滯閑若不利切不宜多睡卧勿食粘陳臰難銷物最忌食乳餅食乳餅長胎令難產仍戒食無鱗魚不宜等閑服藥並大忌針灸唯須數行步寬慢心神不得悲憂愁思驚恐振動懷妊五月已後日行三千步九箇月及未產前行步宜更倍於數能如此者保無諸疾必易分娩又宜數數洗脚水不得太熱時時澡洗不得入浴盆內又不得食大冷太熱物入月後宜數食軟滑粥三兩日一食葵菜臨月又不得

食漿也切忌恣意睡卧其有未曾養子初有
姙娠倍要溫存無令驚恐但安神和氣勿恣
慵隨順理保養自然無諸所苦此要法也楊
氏曰最大患是姙婦傍有不曉人事及下愚
婢僕庸俗師嫗妄論休咎互說艱難恐動多
端致使憂疑惑慮憂疑一生百疾皆作以致
臨產驚駭莫不因此下愚此輩直至產後宜
須遣退無使在傍同上葉七十六至七十八

漏胞

治胎漏下血不止宜服藥止之血尽則子死

生地黄汁壹升以無灰酒四合同煎三五

沸分作四度服立差◎原書摘

又方乾薑半兩炮千金方二兩無炮乾地黄二兩千金方四兩

右二味剉熬千金方無剉熬治下篩以酒無灰酒服方調

二錢六字摘原書輯數聚卷二百二十二婦人門十

七葉二十八◎摘千金方輯

妊娠傷寒

妊娠傷寒方身体壯熱增寒嘔逆頭痛腰脚

痠疼心腹有氣上之狀候宜用後方葱十莖生薑半兩右以水壹大盞煎取半盞無時頻服同上葉

姙娠中風三十四

治姙娠傷寒後變成中風頭項强直筋脉攣急手足無力言語謇澀痰涎不止宜服羚羊角屑壹分獨活壹分薏苡人五銖防風五銖酸棗人壹分當歸五銖五加皮壹分芎藭五銖萆薢五銖蔓荊子叁銖海桐皮五錢甘草叁銖炮

右件剉麁擣羅為散每服四錢以水壹盞

入生薑三片煎取六分不拘時候去滓溫

服同上葉七十八至七十九

治妊娠因洗頭中風身體強硬牙關緊急失

音不語口面不正獨活赤箭麻黄各二分犀

角屑五銖羌活壹分防風白朮炮白附子各八銖炮

漢防己一分桂心五銖生用芎藭五銖阿膠壹分炙白

殭蠶四銖龍腦二銖研入

右件剉熬擣羅為散煎薄荷湯熱調三錢

日十服同上葉八十一

治姙娠中風痓口噤四肢强直反張羌活酒方

羌活一兩半　防風壹兩去蘆頭　黑豆每用壹合

右件藥前二味擣麤羅為末以好無灰酒壹升聖惠方以好酒五升漬一宿每服用黑豆一合炒令煙出投入藥酒一大盞候沸住去滓拗開口分兩度灌之同上葉九十四　攬聖惠方粹

治姙娠三兩月傷寒頭痛壯熱嘔逆丹参散

方

丹參 當歸剉微炒 人參去芦頭 麻黃聖惠方有麻黃

去根節 艾葉微炒 阿膠搗碎炒令黃燥 甘草炙微赤剉 已上各壹

分 聖惠各半兩◎以上各伴兩 摄聖惠方輯

右件七味剉了熬蒸搗細羅為散每服兩

錢以水七分入生薑一片棗半個煎至

七沸無時服熱日三服◎摄原書輯同 上葉九十四

妊娠傷寒六月 杏人去尖皮 鍾乳研 乾薑炮炙

茱萸洗 甘草炮 紫菀 五味子 麥門冬去心 已上

各壹分右件八味剉熬擣羅為散每服三錢

以水壹盞煎取七分溫服日三服同上葉九十七

治姙娠壹月至十月傷寒煩熱咳嗽不欲食

胸前滿悶百合壹分桔梗八銖去蘆頭貝母壹分赤

芍藥壹分紫菀壹分桑白皮八銖前胡去頭取壹分赤

茯苓壹分去皮甘草四銖炮右件剉熬擣羅為散

每服三錢以水壹盞入生薑壹片煎取六

分去滓不勒時候服日四服同上葉九十九

治姙娠癮疹

治妊娠瘧疾憎寒壯熱口乾煩躁頭痛體顫

知母二分 白茯苓貳分去皮 烏梅肉八銖 大青壹分 柴胡去頭取貳分 麥门冬去心取二分 甘草壹分炮

右件剉麩擣羅為散每服四錢以水壹盞煎取六分去滓不勒時候服類要卷二百二十三婦人门十八葉九至十

治初有妊惡食方

人參 厚朴去麤皮以薑汁炙令香 茯苓去皮 甘草炮過

乾姜炮已上各壹大分
右件五味细剉麁擣為煮散分為兩劑每
劑以水一盞煎取半盞濾過稍热服
治姙娠得二三月嘔逆不下食方
人參　青竹茹青竹輕刮取皮　厚朴去皮塗姜汁炙　白术
茯苓去皮　甘草炮已上各一大分
右件六味细剉麁擣為煮散分為三帖每
帖以水壹小盞入生姜壹片煎取半盞空
心去滓稍热服

檢已輯於前

治妊娠傷寒一月一月至十月傷寒只宜安胎養氣慎莫加毒藥熱者其脉宜依次第方藥用之

細辛（去分） 防風（二分） 吳茱萸（去分湯洗七遍炒令黃） 白朮（三分炒） 烏梅肉（去分） 乾地黃（三分）

右件六味細剉熬搗細羅為散每服三錢以水一盞煎取七分和滓溫服日三服

妊娠傷寒兩月 方見聖惠方

妊娠傷寒三月

麥門冬八銖去心　芎二分　阿膠二分炙　甘草一分炮　白
术壹分　白茯苓去皮八銖　人參一分　當歸二分
右件剉熬搗羅為散每服三錢以水一盞
入生姜壹片京棗半箇煎取七分無時和
滓溫服日三服
姙娠傷寒四月
菊花　麻黄　阿膠炙　人參　當歸已上各壹
分　麦门冬三分去心取二分　半夏八銖湯洗令滑尽　甘草
炮

右件剉熬擣羅為散每服三錢以水壹盞入生薑一片京棗壹個煎取六分無時去滓溫服日三服

妊娠傷寒五月

當歸 人參 半夏洗滑尽 麻黃去節 旋覆花去蒂 黃芩 甘草炮 阿膠炙 麥門冬去心已上各一分

右九味剉熬擣羅為散每服三錢以水壹盞入蔥白壹枝煎取七分溫服日三服

姙娠傷寒六月 方見聖惠方

姙娠傷寒七月

柴胡去頭苗 芎藭 甘草炮已上各壹分 厚朴炙 續斷

白术炮 當歸 枳殼去穰麩炒各叁銖 芍藥二分

右件九味剉熬擣羅為散每服三錢以水

壹盞煎取七分溫服日三服

姙娠傷寒八月

芍藥二分 甘草炮 當歸 白术 人參各一分

厚朴去皮炙四銖

右件六味剉熬擣羅為散每服三錢以水壹盞入生姜壹片葱白壹莖煎取五分卻入酒三合更煎三兩沸溫服日三服夜壹服

妊娠傷寒九月

半夏洗二分 吳茱萸洗了炒 當歸 麥門冬去心各壹分 乾姜炮 阿膠炙各叁銖

右件剉熬擣羅為散每服三錢以水壹盞入生姜三片煎取七分去滓溫服日三服

妊娠傷寒十月

厚朴炙 葵子 白术 芍藥炙叁銖 甘草四銖
炮 柴胡五銖去頭

右件熬擣羅為散，每服三錢，以水壹盞
煎取七分，去滓溫服，日三服

治妊娠五月或七八月內忽患時氣煩熱，口
乾心躁頭痛四肢煩疼，不得安臥，芍藥散方

赤芍藥壹分 麻黃二分 甘草叁銖炮 葛根一分 麥门
冬去心取壹分 石膏二分 黃芩壹分 柴胡去頭取壹分

右件剉熬擣羅為散每服四錢以水一盞
入生薑兩片煎取六分不勤時候去滓溫
服日五服
治嬰孩霍亂吐瀉腑臟不安白朮散方
白朮八銖 白茯苓八銖去皮 芎藭一分 人參四銖 乾薑四銖炮 厚朴炙八銖 草荳蔻去皮八銖 當歸一分 陳橘皮八銖湯浸去白
右件剉熬擣篩為散每服四錢以水一盞
入棗兩枚煎取六分去滓不計時候稍熱

服

治妊娠赤白痢下腹中絞痛宜用此方

阿膠炙 黃蘗 當歸 艾葉 桑寄生

芎藭各一分 乾薑炮四銖 甘草炮壹分 赤芍藥壹分

右件剉熬擣篩為散煎艾湯調下三錢匕

治胎前大腑熱祕方

枳殼二分去瓤麩炒 大黃炮三分 甘草炮壹分

右件剉熬擣篩為散煎葱湯食後調兩錢

匕

療小便不通及胞轉桑螵蛸搗末米飲服方寸匕日三證類卷廿葉十五

治妊娠小便不通方

車前葉兩握切　葱白壹握切

右以水半椀煎取壹小盞無時去滓服

治妊娠大小便不通赤澁方

大腹皮壹兩　枳殼壹分去瓤麩炒　赤茯苓三分　甘草叁銖

炮郁李仁十銖去尖擣碎

右件剉作煮散分作兩劑每劑以水半椀銅銚內煎取壹小盞方下郁李仁更煎三五沸空心頓服以通為度

治妊娠小便數不禁方

桑螵蛸十二枚炙

右擣羅為散分作兩服米飲調下 證類卷二十葉十五引此文稍异

治妊娠五六月胎動不安方葱白壹握細剉

以水壹椀煎取一盞去滓服數作自安

治妊娠誤有失墮忽推築著疼痛方

新青竹一竿輕刮取二合

右以好酒煮茹二五沸分作三度服 類聚卷二百二十四婦人門十一 證類卷十三葉十引此文稍异[illegible]

九葉四至十

安胎臟方

安胎臟方

鯉魚一頭可一尺去鱗臟用 糯米貳合 薑汁少許入鹽豉葱

右同以水煮候米熟為度取其魚空腹食

姙娠三月已後如此脩事每月三度食至

十月滿則止舊方以粳米飯鯉魚作臛食

出子母秘錄及諸產乳中　類聚卷二百二十七婦人門二十二葉三十八

推日遊法入內宮日臨產日看用◎注攜原書

推日遊法常以癸巳日入宮一十六日宜避

之至巳酉日出外

癸巳　甲午　乙未　丙申　丁酉五日在牀

徽北宫　戊戌　己亥　庚子　辛丑　壬寅

五日在徽南宫　癸卯壹日在天届西宫　甲辰　乙巳

丙午　丁未　戊申五日在御女東宫

右件日遊神在内産婦宜向外别於案地

安帳大吉利

巳酉出外　庚戌　辛亥　壬子　癸丑　甲

寅在外东北维　乙卯　丙辰　丁巳　戊午

己未立外東方 庚申 辛酉 壬戌 癸亥

甲子 乙丑在外东南維 丙寅 丁卯 戊辰

己巳 庚午在外南方 辛未 壬申 癸酉

甲戌 乙亥 丙子 丁丑 戊寅 己

卯 庚辰 辛巳在外西方 壬午 癸未 甲

申 乙酉 丙戌 丁亥在外西北維 戊子

己丑 庚寅 辛卯 壬辰在外北方

右件日遊在內宜在外產在外宜在內產

安床帳大吉 按此下有日曆法一條計二葉未知王嶽曾亦録此條否今存疑

預備藥物

預備藥等

延胡索　劉寄奴　桑寄生　夜合枝

蒲黄　紅藍花　桂心　蛇蜕（用時以袋盛免斷）

（據原書補）半夏　白术　茯苓　人參　甘草

續骨枝　羚羊角　當歸　赤芍藥　神

麴　牡丹　枳殼　竹瀝　枳實　細辛

鯉魚鱗灰　羌活　麝香　桃人　狗膽

郁李人　亂髮灰　杏人　童子小便

蘧麥　黃耆　水銀　没藥　川芒消

騏驎竭　防風　豆豉　琥珀　秤鎚

桑根白皮　釅醋　木通　葶藶　無灰

酒　乾薑　川升麻　紫葛　荷葉　虎

脛骨　香墨　紅花子　生地黃　白蜜

煉去沫◎聖惠方無煉去沫　羖羊角　羚羊角灰　蘇

枋木　熟朱砂

已上藥姙娘三數月即須求覓州土上好

者曬曝收拾一一題記分明置一靜處恐

臨時忙迫不可卒求更宜審細勿令錯用

生地黃肥好者窖之　生毋薑晒曬收　生藕和水泥收濕處

鷄子草中收免損　釅頭糠醋煎冬四沸乾瓶盛之

產婦雜物

小石子三五十顆

榰床頭塼八口

盛衣箱　胡蘆尤妙　洗兒盆大字號　乾柴竹　雜席

蒲合各一領　雜用盆　砂盆　濾藥布

絞地黃汁布　新柳木米磓　煖水釜五斗

已上者泥在近處入月後晝夜須有煖水軟厚氈半領　乾蓐

草揉叁二束乾馬糞一碩餘　馬皮一張鋪馬

糞上馬銜　每日收赤馬通不用乾者童子

小便叁斤瓶子看久換之

又云烏豆飛生毛和皮收好艾葉江茗拾餘枚產時燒淬醋

用蔥黃連小者枚牛糞中乾豆馬糞如法乾收用布地上

免穢污地大忌產時所令惡物污於地上⊙此條擴原書輯

產婦入月切不得飲酒恐陷產心神昏亂

亦不得驚動恐來及產時左右驅使人亦

不得與酒入月門前不得停留形迹客宿
右已前貯備煩為猥細若言所切無過於
斯通識者方驗其不可忽略也同上葉五十五至六十一回攝聖惠方輯

體玄子借地法

凡人生產陰陽居有神殺古聖留此術者
蓋憂世人因其生產腥穢誤犯神殺災殃
借地之術宜重而行之矣以上據原書輯咒曰
東借十步　西借十步　南借十步　北借

文疑文之誤

十步　上借十步　下借十步
壁方之中四十餘步安産借地恐有穢汚或
有東海神王或有西海神王或有南海神王
或有北海神王或有日遊將軍白虎夫人遠
去十丈軒轅招搖舉高十丈天符地軸入地
十丈令此地空閑産婦某氏安居無所妨碍
無所畏忌諸神擁護百邪速去急急如律令
勑（以上據和劑局方輯）
右借地術亦在子母秘錄及諸家産乳中備

載深宜信用諸少年未歷事者勿須輕侮嫌婦所投月寫一本以清且於產處西北靜心讀三論於產處正北壁上帖之使產了照月方去楊氏曰若不及避日遊及諸神殺頻用此有驗故錄之 同上葉七十二至七十三

避日遊神

癸巳甲午乙未丙申丁酉 在房內北 庚子辛丑壬寅 在房內南 癸卯 在房內西 甲辰乙巳丙午丁未 在房內東 六戊六己 在房內中央 餘日在房外吉 ◎ 食月擾房方解

又每以戊巳之月皆亦在内宫产妇不得在
房内候産了却入房将理

胎神正二三四五六七八九十十一十二不直
方位忌游方床户門竈自身竈方子厠門户竈
床修造主損胎此係據局方韓同上葉七十六至七十七

推運鬼臨産時吉凶地立成圖傍通用之

正	二	三	四	五	六	七	八	九	十	十一	十二	閏月
月	月	月	月	月	月	月	月	月	月	月	月	

十五月前用
十五月後用

運鬼凶地 艮乾坤巽艮乾坤巽艮乾坤巽方犯此者

令人血運

八莊出地甲癸壬辛庚丁丙乙甲癸壬辛犯此方者

難產

閉杜出地辛壬癸甲乙丙丁庚辛壬癸甲犯此方者

胞衣不出

懸尸日辰卯寅丑子亥戌酉申未午巳值此日者

宜攀馬戀產吉

生氣方子丑寅卯辰巳午未申酉戌亥產宜面看

此方

死氣方午未申酉戌亥子丑寅卯辰巳不得西向

月空方壬庚丙甲壬庚丙甲壬庚丙甲此方安產

易吉此方

月德方丙甲壬庚丙甲壬庚丙甲壬庚宜藏胞衣

吉

恐臨產忙迫莫分南北庚酉故定此十二位

地圖以為標準亦宜預前熟認定其位次不

得差錯

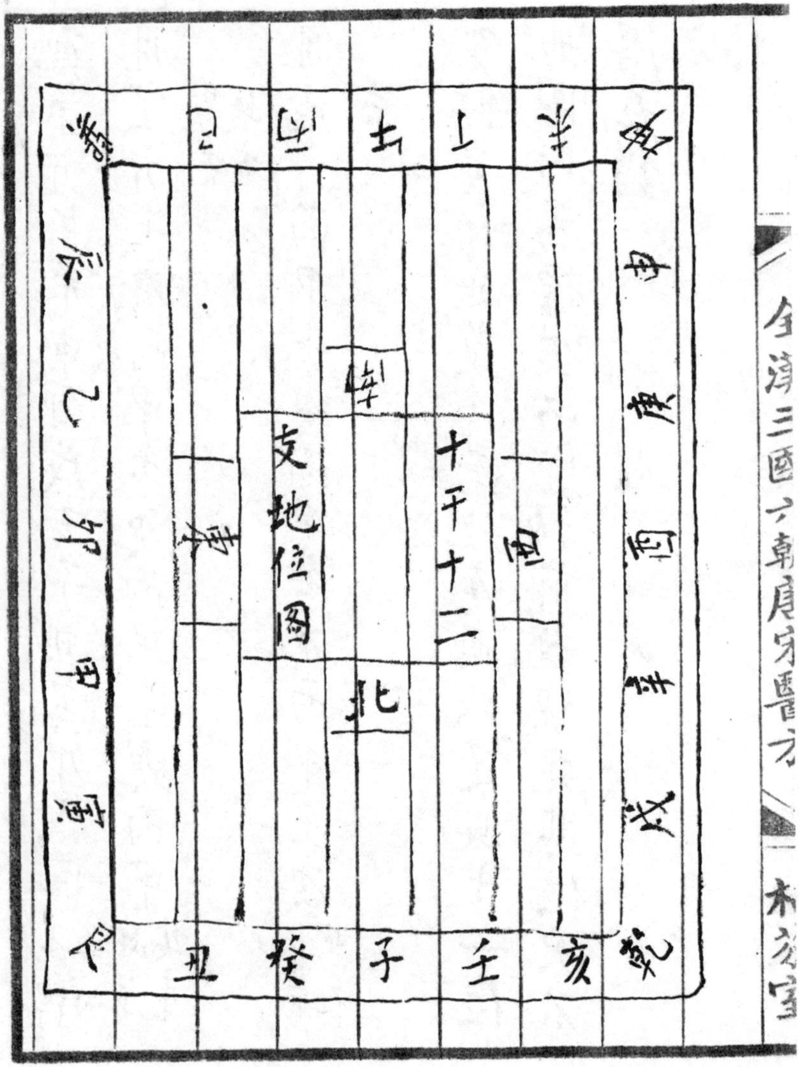
全漢三國六朝唐宋醫方
木刻
十干十二支地位圖
南
北
東
西
巽 巳 丙 午 丁 未 坤
申 庚 酉 辛 戌 乾
亥 壬 子 癸 丑 艮
寅 甲 卯 乙 辰

右件運鬼等方逐月傍通看用亦載于子

母秘錄諸產乳中宜審用之

推產婦反支月亦通用之

正二三四五六七八九十十一十二

七八九十十一十二正二三四五六

十三十四十五十六十七十八十九二十廿一廿二廿三廿四

廿五廿六廿七廿八廿九三十卅一卅二卅三卅四卅五卅六

卅七卅八卅九四十卌一卌二卌三卌四卌五卌六卌七卌八

右產婦遇反支月生產者勿令血汚地上宜

以馬皮（肘後方 牛皮）鋪地上承之如無馬皮亦須厚鋪乾馬糞其上以草蓋之無使血污地大忌假如產婦二（肘後方 無貳字）十三歲或二十五歲或三十七歲正月產投在正月或七月則為遇反支月但看前件傍通處若姙婦歲數不勘會所投月則產不遇反支月也此法亦在孫真人千金方及諸家產乳并子母秘錄宜審用之

又法如欲產時先以朱砂點產婦頂後圓穴

中　又點鼻柱內兩頰傍令壹人盥漱執壹淨刀子向產處咒曰壹足刀子七寸拒刃以反支而治運如此三咒訖釘刀子於地上便產前無災患凡行此法亦宜穩約不得明張形勢及更作諸般禁諱方法致產婦見傍人忌諱多端又生恐懼患生恐懼諸疾皆作宜審而為之勿更或惑魔焉

臨產保全法此篇最為要法宜須前審熟看之

世之急危無出產難人多慢易不為究心但

云緣業使然豈思非橫所及諸方廣述總要
人知凡產所生宜按此法孫真人曰產婦雖
是穢惡然將痛之時及未產前並不得令死
喪污穢家人來視之若不依此則生產難若
已產知傷兒也第一切須覓累經收生熟事
看坐壹人
崔氏曰姙娠臨產已覺腹痛切宜熟忍不得
强力逼迫及至產時已自氣之初覺腹痛及
至漸加不得便將產婦令坐强至損傷及諸

般所苦皆因坐早也切戒之須左右策定
緩緩於室内扶行懸掛欄架或繫繩帛使令
攀倚時行時立假使不能進步但可扶立
尤勝早坐最戒是纔覺腹痛便將坐卻此全
乖產理也楊氏曰若經日痛痛太甚者名曰
試痛不得便坐及自用力逼壓必須扶行扶
喫軟飯汆白劃肉湯即飲濃蜜湯（蜜煉過為湯）若
喫飯若不下可喫粥喫了其行切不欲令飢
渴也須是謹卓兩人扶侍切不得恐動若痛

作陳來但令扶行行不得即扶立行得又行
候更濃即以新汲水壹盞調走馬散子二錢
匕服之走馬散子方在預備藥物篇內直至行不得方令執
馬韁或懸繩帛以攀之候時而産次以蛇蛻
皮纏腰以袋子可否大小盛之方用句令斷
如此後若猶未産則取煉了熟白蜜壹大匙
頭和新汲水壹大椀頓服此蜜可鎮在心龐
後亦無血上不可不服也若困無力即喫漿
粥良久若痛不可忍則選用催産術并藥也

凡用諸催產術藥痛甚方用亦在以意消息
行之大体所忌秪是不欲頻痛便將產婦早
坐及浪用氣力逼迫也
孫真人曰產若腹痛眼中火生兒迴轉未下
生今之收生看坐者多是鄙俗老婦但務資
金不諳產理宜詢問勉諭之令合前論
又孫真人曰產婦第一不得忽忽忙忙則迷
亂而失產理又產時切忌多人瞻視可二三兩
人左傍侍產訖方告諸親若人衆多則令難

產兒生訖傍人及母急問是兒是女且候失怯又兒落地勿令母看視穢污物切
要戒約傍人不得廣作驚忙之勢動搖產婦
之心至在安存使其隱忍世有豪貴之家多
聚女郎不譜產候纔覺有痛便相揮忙告報
親羅令產婦驚悸致和氣錯亂神思悽惶產
理不和痛楚尤切傍人更為抱腰摘髮孩推
兒生畜聚之氣壹時迸下因此大有所誤可
不慎與

崔氏曰譬如世有竊孕偷產而俱獲平安者

蓋是不恣坐卧忍自安而無逼迫之虞也人雖有貴賤生産体候一般也

又崔氏曰夫産婦氣順下則易産不得令氣逆上氣上則違産理而難産也飢則氣逆産婦初覺腹内小痛之時取雌鷄壹隻煮要爛秖取其汁以粳米粥令熟候温和與産婦食食宜稍飽則氣順下面易産矣此外更喫軟飯尤妙此為産理之要妙〻獲平安也多是臨産之時再相驚怕産婦喫食却不在意以至飢渴力乏劣

產理不和而難分娩此篇所述並取書要言深宜採用矣

藏胞衣法

凡藏兒衣法先以清水洗之勿令砂土草汗又以清酒洗之仍內一銅錢以文於衣中盛於新坩缾內以淨帛裹其上仍密蓋頭且安置穩便靜處待滿三月選天德月德月空上吉地仍陽高靜之處入地三尺埋之缾上蓋壹尺七寸須牢築令兒長壽有智慧勿令理

藏不謹致猪犬鳥雀蟲蟻食之又不得近社廟池水井竈大門傍及大樹下路次此並於兒無益甚有所損深可慎之依法藏以葫蘆盛之更妙同上葉七十七至八十四

凡懷妊將欲臨月常宜涼加攝理切在体候不得令胎藏積熱若胎熱則難產欲令易產不覺分免無諸所苦當月前宜預服此藥

甘草炮二分 大豆黃卷十銖黑豆以水生蘗候其牙与身齊曬乾

取其黄用 乾薑炮 麻子人 大麦蘗取人 桂心生用
吴茱萸洗已上各叁銖 黄芩四銖
右件剉熬擣篩為散空心酒下壹大錢匕
不飲酒用熟水下服後壹月内常須隄慎
是要

滑胎令易産方投月可服
車前子壹兩 阿膠炙八銖 滑石壹分研
右擣篩為散空心米飲調下壹錢匕日再
服

預修含青麻飲子方

青麻子枝和葉剉壹升以中元節前有收用最佳不然秋間收者亦得其土處頭壹尺棄之舊方云米泔浸麻亦同其効 小荷葉三斤亦是中元節收懸乾 當歸半兩 甘草 陳橘皮 生薑拍碎已上各三分

右剉作飲子分作四劑每劑以好無灰酒壹盞小便壹盞煎取壹盞才產了得少时便喫此飲子壹服若胞衣不下服之立下但分免了無事事亦服此兩服保無運絕

諸患惡滯皆下也未入所投月宜預收用藥料

預修合地黃煎方

生地黃擣取自然汁二合 生薑汁四合 白蜜四合

右以埆銅鍋內相衮慢火煎令稀稠得所如餳以乾埆餅內盛每服空腹熱酒調一匙頭產後十日內喫三兩服甚良以臘月脩合貯之極妙

預修合催產走馬散子方出楊氏產乳中云覺痛甚服不覺平安且在隄防也

産難累日氣力乏盡不能得
此是宿有病者方 摘聖惠方輯
赤小豆一升 清阿膠 三兩
右以水三升煮小豆令熟取汁
內膠於汁中烊令膠化放温壹
服五合不過三服則分免 本書
方槐子十四枚 蒲黄一合
右二味合內酒中温服 聖惠方同其
下又有須臾不生再服之水服亦得
類聚卷二百二十八葉六十五至六十六

馬齒莧 者嫩常食者莧
右以重午日採曬曝乾等分擣羅為散候
腹痛作陳來以井花水壹盞調兩錢匕立
産新汲水亦得 類聚卷二百二十八婦人門二十三葉廿二至廿四

治産難及日月未足之而欲産者方
知母壹兩為末煉丸如棗許大酒下 千金方如
兔屎大每服壹丸痛不止更壹丸 同上葉六十六 ◎ 摭千金方輯
治逆生及橫生不出手足先見者方燒蛇蛻

産不順手足先見者蛇蛻
燒作灰研面东酒服一錢
熏以藥末傅手足即順也
類要卷廿二葉十三

横生芫丝一下酒末酒调
一錢米飲調下亦得証類
卷六葉廿六

皮為末服壹刀圭亦云三指撮而向東酒服即
順仍以其末塗手足上 七字擱原書輯同 葉七十四 擱千金
方輯
治產時子但趨穀道者方熬鹽熨之自正 同上
葉七十二四 擱千金方輯
治生產不順手足次 以嗓欲死方右以葵子
炒令黃擣羅為末溫酒調下三錢 同上葉 百一
四 擱聖惠方輯 治倒生手足冷 口噤以葵子炒令黃擣末酒服二錢匕則順 証類本草卷二十七葉四
療横生倒產手足先出方用粗針刺兒手足

猛刺之三字據原書輯婦人良方作入三分　同上葉百二四　據婦人大全良方輯按原出外臺引小品

催產術并藥方

孫真人千金方大唐貞元集廣利方所載及子母秘錄諸家產乳中備述催產術并所用藥物如後凡用時看娠婦腹痛逾時覺其產難及経日者則以意消息選取其方用之又不得纔覺腹痛便自强力逼迫不候痛熟而取其用最宜審前篇以行之貴內外相應保

其十全也凡欲產時必先脫常著著衣在上著者
用之龍其竈頭及竈口令至密易產也
治難產方取牛糞中大豆一顆擘開於其內
書壹片書父入書壹片書子出却合以水
吞之立產 證類本草二十卷十七葉十一同
又方任日不產者猪脂煉取膏白蜜二件各
壹兩以好酒壹升煎三五沸頓服極妙
療難產及胎不轉動宜服榆白皮湯
榆白皮壹兩 葵子壹兩合 甘草八銖炮 桂心壹分

右剉作煮散分為兩劑每劑以水壹升煎
取壹大盞無時頓服須臾即生

治難產經六七日毋困甚宜用膠酒方

好膠二兩炙令得所 酒一升半 白鹽壹錢匕

右以微火同酒煉膠令化後打雞子壹枚
相和服壹盞未產再服立產

蒸膏方有難產經三五日不得平安及不順、
生育方千計不得分免宜服此膏其膏載在
兒身上立出其方神驗初服半匙加至壹匙

多恐嘔逆，以温酒服，不飲酒即米飲下

好茶四兩 好蜜二兩 秋葵子二兩 滑石拾銖 瞿麥拾銖

大豆黄卷半兩，急則以大豆黄代之

右先取醇酒半升，细研葵子，内茶蜜中，微火煎令茶消，卸諸藥，慢火煎，常令如魚眼沸，約餘强半，即成膏，以綿濾過，瓶器内收

又方金剛經偈

若以色見我　以音聲求我

是人行邪道　不能見如來

右臨產時小作字書此四句偈撚作壹大丸於香上度至心虔敬煎茆香湯吞之立隨兒生此有神驗頻用有據之在子母秘錄及諸產乳中

又方

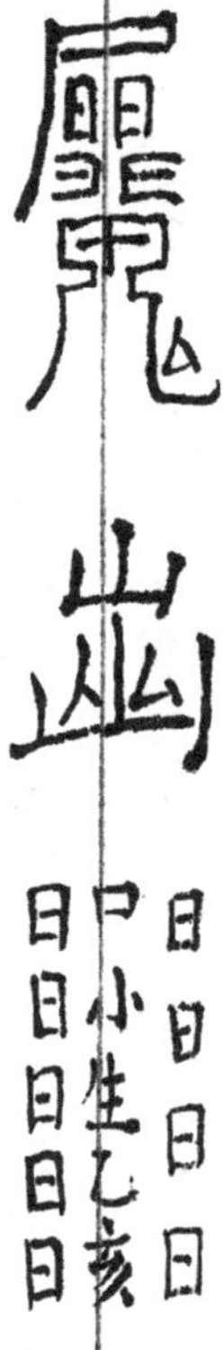

右以益母草汁地俗呼為麻為墨擬左研墨四十九研開氣書此叄符撚過作叄丸用茆

香湯下若以重午日書貯之尤妙若急依
常書右已上方術等遇産難者且看緊慢
消息用之若難産經日及空有穢汙物下
其子未生者則可用蘇膏及豆膠榆白皮
湯膠酒等方以意選而用之保獲安全類聚
卷二百二十九婦人門二十四葉一至三

治胞衣不出方雞子壹枚苦酒壹合千金方苦酒壹
合和飲之同上葉七十八⊙據千金方輯

治衣久不下者澤蘭葉叁兩滑石末五合生麻黄二合右以水壹升煮澤蘭葉取七合去滓内滑石并油頓服則出同上葉八十五

胞衣不出

夫姙婦既產而胞衣不出者皆由胎臓積熱不能調理若產了纔覺衣未出便須令人於產婦後立常心前以兩手交指抱心勒定切防其胞衣奔上從口吐出則氣逆大有所損宜速喫青麻飲子壹盞方在須備方中初覺衣未下便宜服若服

入口勤心者須寬手放稟令下產後但依臨產保全篇中所述初覺腹痛所食之物及体候産理則無諸苦其有姙婦頻經養小者多是輕易此事宜深用意如有此者但依後方服藥並逐取下大忌信諸收生老嫗別作非理出之定見誤損

治胞衣不出方證類本草廿五葉四大豆半升以醇酒三升煮取折半分作三服類聚卷二百二十九婦人門二十四葉八十七

產後保理法

孫真人曰凡婦人非止臨產保養及產後大須時慎危篤之至其在於斯勿以產時無疾便乃縱心任意多所觸犯犯時微若秋毫感病大於嵩岳信產後之病難於他病也子母秘錄云凡婦人分免產進藥須有次弟若藥病相投即安時疾愈如不相安乃反倒其病也纔產了不論胞衣下與未下尋便服青皮飲子壹盞若衣未下服飲子便下若衣隨兒落時亦但服飲子保無諸疾其方在預備方中次餘蒲黃小便壹盞亦須候服飲子

興疑與之誤

了腹稍空即喫小便小便喫壹枩椀用調蒲黃半匙近代多以蜀中西山松花為蒲黃然形貌相似服之無効其貨藥者亦作蒲黃與人宜自選買之須求州土者喫小便了心中稍空即喫白粥皆宜須預煎貯備勿令使產婦飢及每與產婦煮粥時仍大忌蔭濕氣其所用物皆要乾淨一頓粥了良久服地黃生薑小便壹盞地黃汁叁合點生薑汁少許煎令熟投小便服若覺熱則不用著薑汁冷則用薑汁投小便時看其寒溫勿使放冷相次後頓喫粥了卻以蒲黃小便間服之產後三兩日内秪服此更不須別服諸藥大凡產後不論須以蒲黃小便

服但十日内每日秖以常小便服得叄五
盞最為上也若更以上件二味服尤妙　凡
產婦自初產了常遞赤燒江石十餘顆輪次
取之於產婦前淬醋令其醋氣猛烈薰令產
婦以頭面就醋氣及開口含之甚妙楊氏曰
產婦雖大徤一臘之内其醋氣不得暫離面
前常令鼻聞猛烈醋氣又產婦三日内喫蒲
黄小便地黄小便後猶覺有餘血水氣者燒
烏豆酒服兩合在後豆淋酒方是　凡產婦三日内慎
不得側卧及睡晝夜常須壹人在前看喚令

覺又不得多語若困倦甚欲得睡即須令承
其食後尚飢喫一服地黃小便子然後放教
略睡仍專看如食頃間須喚覺亦不欲多語
直至滿月每仰壁膝不得令腳根近産門若
犯必患墜氣又不得將血汗衣裳於星月下
攤曝切慎三日內不得留諸穢汗物在牀下
常要燒安息香白术皂莢等四日已後直至
壹月須修合煮地黃煎日以好酒調一服地黃煎方在預備藥物篇凡產後百日之內臟腑全虛脾胃

氣微弱初產十日之内唯宜喫粥貴易化切
不得便食硬飯及難消之物稍有留滯積久
成疾終為大患然又須要五臟實壹臟後可
食鯽魚粥或軟熟炊飯白羊肉鯽魚黄雌鷄
葱薤作羹直兩臟後覺微熱猶宜服地黄小
便仍不得多語多坐夫產婦雖係三臟雖云
洗濯潔淨身体尚帶腥氣於出入之間須宜
防慎邪惡欺凌凡欲大小便切不得往登厠
壹則風冷所侵亦恐成患最畏邪氣所干立

疑床之误

為災殃凡欲所往且須未出房室三臘設雖然大健必不得起行少年悶惓便起離状者時雖不覺便損滿月後必手腳及腰沒疼往往必風入骨髓颼颼然悔無及也又產月之內切戒喜怒憂恚悲愁必立致疾患此更難醫也凡產婦產月之內寢臥常須蓋覆衣被縱值暑月亦不得少露身体里俗多昧保攝或有時俗云若蓋覆則恐後度產時慣其体候此深為誤說不可信用直要避風冷濕蔭

之氣又産婦至於澡洗沐頭亦須出三箇月外方可也今人縱不能依此亦須六十日後方可大段使水沐浴凡産後未月之内不得多啜茶宜作紅花子湯喫紅花子貳兩已來微炒令香擣末入少許鹽煎無時與食次亦宜煎喫妙又楊氏曰凡言滿月是首尾三箇月非三十日也俗謂既久誤益深至於宴賀聚會劇任隨之將息之道不得違此大凡産百日内保持方可平復焉

黑豆五升熬之令煙絶出於垍器中等半修合之貳升半豆五升酒亦得

右燒熱酒壹斛沃之取汗出任意飲之 證類本草卷 引 此兩文有與六宜别錄一文

産後破血氣安養五臟方

好酒 生地黄汁各五合 生薑汁二合 小便二升

右相和煎五七沸每服壹盞加當歸末壹錢妙

産後心悶手脚煩熱氣力欲絶血運連心頭硬及寒熱不禁方

續骨木破之如筭子一握

右件一味以水一升煎取半升分溫兩服

千金方云或（證類引此並無千金方云四字）小便數惡血不止服之即差

此木煮得二云（證類作三）偏其力一般此是起死人方（證類卷十四葉四十一）

又方延胡索熬搗為末酒服一錢匕（證類本草卷九葉三十三同）

（血止[illegible]證類有十字）

又方治血不止菖蒲貳兩（證類作二兩）以好酒貳升著（證類作煮無分字）分

作兩服即止（證類無止字）

產後咽逆方夫產後咽逆飲食難進五臟轉（證類卷廿葉八）

虛諸疾悉起此為大患宜急理之

人參半兩　乾薑叁銖

右二味切如豆顆以姦少許同慢火熬候

窨乾不得令焦細擣為末以粳米一合煮

飲無服壹錢匕日三兩服

治產後百日內心腹脹滿頭痛壯熱口乾百

節疼痛或下痢嘔逆飲食漸少方

生地黃汁一升 小便壹升 生薑汁叁合 蒲黃貳兩

右三味相和煎五七沸分為四服蒲黃亦

分作四度入

治產後水瀉方

神麴末五合 乾地黃叁分 人參貳分 枳殼貳分去瓤麩炒

赤石脂叁分 白术貳分

右件剉熬搗篩為散，空心米飲調壹錢匕

治產後諸般痢久不差，無問赤白方

陈粟米半升淨擇淘炒 當歸貳兩剉熬

右搗篩為散，空心粳米飲調壹錢匕，日五

服

治產後一切痢方

當歸叁分 白术貳分 甘草貳分炮 桂心壹分生用 細辛

捌銖 人參一分 桑白皮捌銖 生薑屑二分

右件剉熱擣羅煉蜜為丸空心溫酒下十丸漸加至二十丸日四服

治產後大便祕方產婦兩臟之內大便祕無所損但須慢以藥通之勿別作諸般治勿以冷藥服之

大黃參分水浸一夕切如骰子慢火炙醋熬令熟炒 芎藭拾銖

右二味擣羅為末空心溫酒調壹錢匕取通佳服

治產後惡露下多心悶氣短帖然無力食少

方

當歸 艾葉各二分 人參 地榆各壹分 乾地

黃 生薑各叁分

右剉作煮散每劑重半兩以水壹大盞煎

取半盞濾過溫喫洋重滓如人行十里進

再服

治產後渴方參不計多少（秘數大書）煉過蜜熟水放溫調參服

即止（秘數作熟水溫調服即止）（秘數并葉五）

產後運絕方

崔氏曰凡運者皆是虛熱血氣奔併腹中空虛所致

治產後運絕方半夏壹兩擣為末冷水和丸如大豆內鼻中則愈（證類作內鼻孔中即愈）此是扁鵲法 證類卷十葉十二

治血運欲狼狽兼主產後時病方

劉寄奴壹兩 甘草壹兩炮

右以水壹升半煎取半升入酒半升又煎秖取半升分溫作兩服

治產後低迷不醒唇口冷脈已絕面青不語

此為鬼神所侵血氣上衝心可用驗醋二

合雞子一枚先煎醋壹兩沸投之於雞子

撓中勻熟攪服之眼開別用藥治之

治產後血暈不識人或鬼語氣絕方

荷葉兩片 甘草壹兩炮 白蜜一匙 生地黃汁叁合 蒲

黃壹兩

右先以水二升煮荷葉甘草二件取一升

去滓方下蒲黃蜜地黃汁放溫分作四服

蜀公主產後無血結為塊後攻心痛四肢煩

熱時乃腹中如刺手足沉重口乾舌急不生
肌肉欲成勞疾服此方後獲安
鬼箭 當歸 甘草炮 牛膝酒浸壹夕已上各貳分
乾地黃捌銖 烏梅十銖 白薇叁分 白朮炮拾銖 虎杖
十銖 芎藭叁分 牡丹皮十銖 蒲黃八銖
右件剉熬搗羅煉蜜為丸空心熱酒下三
十丸日進四服有塊堅硬加大黃鼈甲各
十銖血不下加乾漆二分
治產後壹切諸疾芎藭煎方

官疑宫之誤

胡桃芎貳兩 當歸一兩 麝香叁銖研

右芎茴歸乃件剉熬搗羅為末入麝香相

衮用無灰酒壹斤於垍瓶內入藥煉如餳

空心米飲調壹匙頭丸産後血氣痛加延

胡索壹分為末同煎如加嘔逆入桂半兩

為末同煎常服出顏色長肌膚暖官臟神

效

治産後壹切諸疾神授烏金散方

遠取仙人騎鯉魚皮也 志搜公子䰟豬肝衣

陶寄視客至頭髮叁件煅過元喬靈中存白殭蚕

附桂心雖切桂白附子當香墨自論當歸香墨

突然煙盡出竈突土膜樵父屋無門竈門膜

右件各等分二件鍛過出火毒了細研七

味剉熬搗篩成散却同三味裛合每服兩

錢□有氣便難產榆皮湯下木通草絲得兜枕

小便下　惡露不下酒下　血運小便下

血風抽掣人參湯下　傷寒熱水下　產

後不見鬼神桃仁湯下　血風不識人米

棗花煎湯下出産後四肢浮腫馬糞汁下

一切疾並用酒下

紅阿膠丸治産後十日至百日內一切風并

血暈保安五臟出顏色强筋力神効方

紅阿膠半兩炙 木香一分 大參壹分 麝香四銖研入 菌

桂壹分去皮用 龍腦二銖研 虎骨十銖蘇炙 海桐皮拾銖 麻

黄半兩 黄耆半兩 白蘚皮捌銖 附子半兩炮令裂柝去皮

蒼朮十銖去皮 當歸捌銖 白芷捌銖 半夏八銖薑汁煮洗去滑 芎

蔓荆半兩 蟬殼二拾銖 犀角壹分 天南星捌銖酒浸一夕 白

殭蠶一分羚羊角一分防風八銖白花蛇一兩酒浸酥炙
去骨烏蛇一兩酒浸酥炙去骨蜈蚣二十一箇去首足麩炒桔梗
捌銖去頭乾薑炮四銖天麻一分
右件各依法製細剉焙過擣羅為散煉蜜
合和却入臼内擣壹千杵丸如彈子大每
空心無灰酒研下一粒産後日常服壹粒
保無病丈夫急中風并攤緩風並宜服餌
治産後血虚齒斷宣露搖動疼痛宜含地骨
皮湯

地骨皮半两　柳枝半握　细辛半两　防风半两　杏人半两去皮尖　生干地黄壹两　盐半两　蔓荆子半两

右件细剉如煮散每用壹两以水壹大盏酒壹盏同煎取壹盏滤过热含就痛处浸良久吐之含一盏尽为度日用两度

产后齿脚尚虚不宜用齿刷揩齿散方

猪牙皂荚半两烧过　夜合枝　槐枝　皂荚枝各壹尺烧成灰　寒水石半两　石膏壹两二味煅过研　升麻半两

芎藭　甘松　藿香已上各一分　丁香十箇

下乳汁方燒鯉魚一頭研
為末以酒調下一錢匕 証類廿 葉廿五
又方以鼠作臛勿令知与食
証類卷廿一 葉六
又方黄赤小豆取汁飲之
下 証類廿 葉六
又方王不留行為末酒服一錢匕
一日三 証類本草 卷六葉九
治大小便利血灰研乃載
飲下方寸匕 証類卷十五葉三

右件廾味等剉熬擣細羅相滚合每依常
揩齒後用鹽湯漱口 類聚卷二百三十四 婦人门二十九 葉七

十一至
八十一

兒子初生將護法

夫兒子才生急以綿裹指拭口中及舌上汙
青泥者此謂之玉衡若不急拭去之兒壹發
啼即惡物入腹成百病也又生落不作聲者
於水煮氣灌之須臾即啼又法葱細細鞭之
即啼又兒生當急奉之奉之遲晚則寒中腹

肉如雷鳴仍先洗之然後斷臍斷臍不得以
刀子割看坐者隔物咬斷並以温氣呵之然
後纏結所留臍當令長至兒足趺短則中寒腹
内不調常下痢若先斷臍然後浴者則臍
中有水發腹痛其臍斷訖餘臍帶中多有蟲
宜撥去之不爾當入腹成病又法斷臍當令
長六寸太長則傷膚太短傷臟兒生後若不
急斷臍逼令暖氣微寒氣生令兒風入臍又
兒生宜以父故衣裳裹之女用母故衣裳裹

桃疑挑之訛

之皆不得用新帛又云一用之內兒衣裳皆須用故緜帛為上又不得大厚及熱也凡兒生下不得便与乳且宜以濃甘草汁（甘草以炮過）緜節揾令兒吮之仍体候其飢飽去其心胷中惡物退血糞令尽方与其乳乳喫或（壹日或壹夜則方）與乳專（其飢飽）侍兒生後母日數度抱兒就明無風處看兒上腭及齒斷上如有白点子急以針桃却及有黃筋赤犬急以針撥斷仍以胡粉紙燭子燒去之或点猪乳三兩徧則差此名

撮口七月內大須在意若覺吮妳不穩及啼聲不通暢即是也如牙關急面赤不多啼口角吐沫此名為著噤速以竹瀝壹合分為四服與喫凡初生小兒頻以軟帛纏指揾新汲水洗拭其口仍看口中穩否牙關寬否兒多啼聲小吮妳不穩則有疾也

小兒夜啼以術及符療之

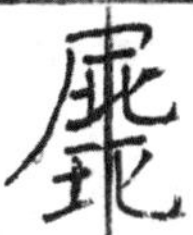
書小兒心上吉

甲 書小兒夜啼書臍中

田 書小兒臍中同上

右術以鐵銼候入夜密於兒睡處牀下覆之無令人知則愈矣類聚卷二百六十小兒門二十二葉八十六至八十八

八、四、正午